AF320805

DE
L'OPÉRATION DE LA CATARACTE

PAR

Le Dr GAURAN

Chirurgien en chef de l'Institut ophthalmique départemental

Membre du Conseil central d'hygiène, etc., etc.

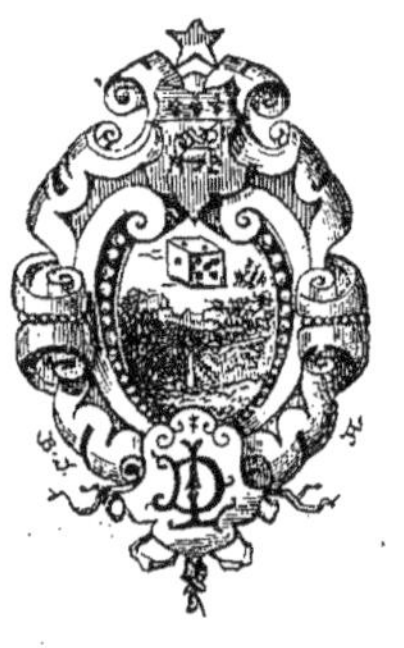

ROUEN

IMPRIMERIE DE Mme LÉON DESHAYS

Rue des Carmes, 58.

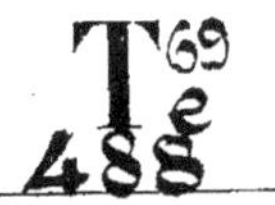

PUBLICATIONS DE L'AUTEUR :

De la Pupille artificielle par iridotomie après l'extraction de la cataracte.

Anophthalmie double, avec kystes sérieux de l'orbite.

Du Drainage intra-oculaire.

Des Cécités subites et définitives après les grandes hémorrhagies.

De la valeur relative de la pression intra-oculaire dans les décollements simples ou symptomatiques.

Contribution à l'histoire des tumeurs intra-oculaires.

De l'Iridectomie dans certaines formes de glaucome et de l'action anti-glaucomateuse de l'ésérine.

Des Cécités consécutives aux contusions du Globe, sans lésion des milieux.
                    (Bulletin de la Société de médecine).

Sur les anévrismes orbitaires d'origine traumatique.
                    (Congrès pour l'avancement des Sciences).

Prévention de l'ophthalmie purulente des nouveaux-nés.

Du traitement des tumeurs érectiles des paupières par le cautère Paquelin.
                    (Normandie médicale).

DE

L'EXTRACTION DE LA CATARACTE

A LAMBEAU SIMPLE OU COMBINÉ

État actuel de la question — Choix du procédé

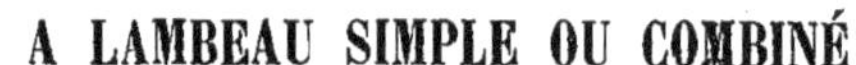

Si l'admirable découverte de Daviel, l'opération de la cataracte par extraction, ne détrôna pas immédiatement les anciennes méthodes d'abaissement et de réclinaison, ainsi qu'on l'aurait pu croire en présence de l'incomparable supériorité de ses résultats, il faut en rechercher la cause dans la nature de certains accidents inhérents à la méthode elle-même, accidents se produisant inévitablement dans un nombre de cas donné.

Nous voulons parler ici de la suppuration totale ou partielle du lambeau, et de la hernie consécutive de l'iris.

Quiconque a assisté au lamentable spectacle donné par la lente et douloureuse destruction de l'œil par la suppuration, comprendra facilement l'hésitation apportée à abandonner d'anciens procédés, qui du moins, s'ils ne rendaient pas la vision, ne faisaient point courir un tel risque.

Pour être moins grave, la hernie consécutive de l'iris, en tant qu'elle ne jouait pas en elle-même un rôle dans la production de l'accident ci-dessus, comportait souvent, pour son propre compte, des conséquences désespérantes pour le rétablissement de la vision. Aussi l'histoire de l'opération de la cataracte n'est-elle qu'une longue suite de modifications de toutes sortes, apportées au procédé de l'inventeur, en vue de le soustraire à ces deux complications.

Etant donnée la notion juste et généralement admise, que la

suppuration avait ses causes majeures dans les difficultés de coaptation, et la nutrition insuffisante des lambeaux de grande dimension, on s'appliqua à les modifier quant à leur forme, à leur
étendue, à leur point d'élection.

L'iridectomie préventive atteignit plus sûrement le but contre
la hernie consécutive de l'iris.

Il était réservé à l'association de ces deux idées d'engendrer
une méthode qui devait être un progrès réel, du moins contre les
deux accidents qu'on cherchait à éviter.

Poursuivant des essais déjà tentés antérieurement, de Graefe
créa un procédé d'extraction qui réalisait les conditions cherchées,
à savoir :

Issue, sinon facile, du moins possible, de la lentille à travers une
plaie de dimension minimum (plaie linéaire), dont les lèvres se
mettaient naturellement en contact.

Situation de cette plaie dans une région où les conditions de li-
néarité et de bonne nutrition, pouvaient à la fois être remplies.

Iridectomie préventive.

C'était appliquer aux cataractes séniles, les plus volumineuses
et les plus consistantes, les procédés d'extraction, qui avaient été
jusqu'alors seulement employés pour les cataractes molles de l'en-
fance, capsulaires et autres, de volume restreint.

Les résultats publiés par de Graefe, sanctionnèrent l'idée théo-
rique qui avait présidé à la conception de la méthode.

Le nombre des suppurations étant de 10 à 12 0/0, tomba à 2 et
3 0/0 au plus, par l'emploi du nouveau procédé.

L'opération de de Graefe paraissait donc marquer un progrès
considérable, en cela qu'elle pouvait s'appliquer à tous les cas,
diminuait, ou faisait disparaître dans une proportion considérable
les accidents, avons-nous dit, pour ainsi dire inhérents à celle
de Daviel.

Porté par le nom de son auteur, auquel s'attachait une si légi-
time autorité, le procédé de de Graefe fut, à part quelques rares
protestataires, accueilli avec enthousiasme, et adopté par la généralité des ophthalmologistes; cependant il ne tarda pas à trahir
ses points faibles.

L'extraction par une plaie linéaire, dont l'entrebaillement était
pour ainsi dire nul, d'un noyau dur et volumineux ne pouvait, en

effet, s'opérer sans introduire, à travers le canal d'une plaie à peine suffisante, des curettes ou d'autres instruments d'extraction. Il en résultait fréquemment la perte plus ou moins considérable de l'humeur vitrée, (une fois sur 13, même une fois sur 9 pour certains opérateurs), avec toutes les conséquences qu'elle comporte.

Bientôt d'autres accidents qu'on ne pouvait imputer qu'à la situation trop périphérique de la plaie, à son voisinage près d'une zone dangereuse (région ciliaire), vinrent encore diminuer la sécurité que l'on croyait avoir acquis par la nouvelle méthode. Il s'agissait alors d'irido-cyclites malignes, même sympathiques, se développant ultérieuremant à l'opération.

En présence de semblables éventualités, presque tous les opérateurs abandonnèrent complètement la technique de de Graefe, et retournèrent au lambeau, en faisant tomber l'extrémité de celui-ci dans le rebord scléro-cornéen, sinon même en dedans de ce bord, et on put dire avec raison qu'il ne restait plus rien de l'opération de de Graefe, que le couteau qu'il avait inventé pour l'exécuter. Ceci résulte clairement de la mémorable discussion, qui s'engagea sur l'extraction à la Société de chirurgie, à propos de la communication de M. Notta, de Lisieux.

Il ressortit donc de la discussion que tous les procédés d'extraction par plaies étroites et périphériques devaient être proscrits, que la méthode à petit lambeau scléro-cornéen combiné avec l'iridectomie était la seule qui pût s'appliquer d'une façon générale à toutes les cataractes séniles ; qu'elle devait être préférée au procédé de Daviel en raison de la sécurité plus grande qu'elle offrait dans le parcours de l'opération, quoiqu'en définitive elle fût inférieure à ce procédé au point de vue des règles de la chirurgie conservatrice, et du résultat visuel une fois acquis.

C'était en somme un retour à la méthode de Daviel, et le pas qui séparait l'extraction à petit lambeau combiné , de l'extraction simple, fut bientôt franchi, grâce à l'introduction de l'antisepsie dans la chirurgie oculaire, et à l'emploi de l'éserine.

Actuellement un grand nombre d'opérateurs sont revenus à l'opération de Daviel. Etant démontré que la disparition de la suppuration par l'antisepsie et le maintien de l'iris dans la chambre par l'éserine sont des faits acquis, suivant eux, il y aurait d'autant plus d'avantages à revenir à l'extraction simple, que l'extraction combinée est sujette à des accidents bien étudiés aujourd'hui qui la mettait dans un état réel d'infériorité vis-à-vis de l'extraction simple.

A notre avis le débat est encore ouvert. Il appartient donc à ceux qui ont pratiqué un grand nombre d'opérations de cataracte, par les méthodes successivement recommandées, d'apporter les résultats de leur expérience à la solution d'une question si considérable dans la chirurgie oculaire.

1° Les dangers que présentent, quant aux chances de suppuration, les lambeaux à grandes dimensions nécessaires à l'extraction de Daviel ont-ils disparu, par suite de l'emploi rigoureux de l'antisepsie?

2° L'ésérine peut-elle d'une façon certaine nous assurer, contre les hernies consécutives de l'iris?

3° Existe-t-il des accidents propres à l'extraction combinée, dont ne serait pas passible l'extraction simple [1]? Telles sont donc les trois propositions que nous avons maintenant à examiner.

A — On ne saurait prétendre aujourd'hui, que l'antisepsie et l'asepsie oculaires aient pour jamais éloigné, ainsi qu'on l'espérait, toutes causes de suppuration. C'est là un aveu que chaque opérateur ayant une pratique un peu étendue, a été obligé de se faire. Alors qu'on se croyait à jamais débarrassé de toute crainte à cet égard, cette terrible complication ne tardait pas à se reproduire à nouveau, si bien que surpris dans leur quiétude, mais non encore ébranlés dans leur confiance, certains accusaient la

---

(1) Nous admettons comme un principe absolu *la nécessité d'un lambeau élevé*, toutes les fois qu'il s'agira d'extraire la lentille sans faire une brèche à l'iris. En effet : dans ces cas (extraction simple), le cristallin doit se présenter à l'ouverture pupillaire par son équateur, et accomplir par conséquent une demi-révolution sur son axe. Un tel mouvement ne saurait s'opérer, que par un écartement ou *un entrebaillement* suffisant des lèvres de la plaie, par suite de la pression constante qui s'exerce en arrière. Or, cet entrebaillement est en raison directe de la hauteur du lambeau, il faut donc que celui-ci soit suffisamment élevé et comprenne au moins la moitié de la circonférence de la cornée. Toutes les fois que cette condition minima, ne sera pas remplie, la lentille n'exécutera qu'incomplètement la révolution nécessaire pour s'engager à travers l'ouverture pupillaire, elle se présentera alors dans le canal de la plaie, coiffée par l'iris, et son dégagement ne pourra s'opérer que par une pression considérable sur la lèvre postérieure de la plaie, le refoulement de l'iris, et autres manœuvres *de force*, dont les conséquences sont bien connues, et qui sont d'ailleurs la négation complète de la première règle à observer dans toute opération de cataracte; *accouchement acile et sans efforts de la lentille.*

cocaïne bien innocente d'un pareil méfait. Certes la méthode antiseptique appliquée à l'opération de la cataracte, constitue un réel progrès ; toutefois, si on peut présumer qu'elle a fait disparaître toutes les chances d'infection de la plaie, qui provenaient de l'opérateur, on n'est point fondé à dire qu'il en soit de même pour celles qui viennent de l'opéré. Les expériences de Gayet (de Lyon) nous ont en effet appris, qu'environ les 4/5 des yeux sur lesquels on avait pratiqué l'antisepsie la plus rigoureuse, ne s'étaient pas montré aseptiques au moment de l'opération, c'est-à-dire, que les liquides pris dans le cul-de-sac, avaient pu fertiliser des tubes ; et dès lors nous n'avons plus lieu de nous étonner, si nous voyons réapparaître parfois cet accident.

Ces expériences sembleraient en outre démontrer, que l'asepsie de l'œil est bien difficile à réaliser, qu'en tous cas elle serait bien passagère, et qu'on ne saurait absolument compter sur elle, pour prévenir les suppurations. La question de terrain reprend ici on le voit, toute son importance. Si nous ne pouvons que très imparfaitement l'assainir, par l'emploi des agents antiseptiques, nous devons rechercher en dehors de ceux-ci, les conditions les plus favorables à la non pénétration des germes infectieux. Ces conditions, nous les réalisons dans les limites du possible par la confection de plaies, qui par leur moindre étendue, les propriétés de rapide coaptation qu'elles tirent de leur lieu d'élection, sont susceptibles de rester moins longtemps exposées à l'infection. C'est précisément ce qu'on ne peut point faire, lorsqu'il s'agit d'une extraction pour laquelle un grand lambeau est indispensable; aussi de telles plaies sont-elles par des conditions inverses, longtemps soumises aux complications qui peuvent se présenter à la suite d'une asepsie incomplète ou passagère. La Clinique nous apprend en effet, qu'en dehors des infections immédiates, les infections tardives ne sont point rares, et pour notre propre compte, nous pourrions citer des cas où, après une antisepsie complète et prolongée, nous avons vu apparaître des suppurations 7, 8 et même 12 jours après une opération bien conduite.

B. — L'ésérine a-t-elle réellement une influence prophylactique ou réductrice sur le prolapsus irien consécutif?

D'abord quel est le mécanisme de ce prolapsus ?

Deux facteurs y participent d'une façon prépondérante. D'abord la pression intra-oculaire, en second lieu la régénération de l'humeur aqueuse. Lorsque celle-là agit en dehors des conditions normales, elle a pour effet de maintenir la face antérieure de l'iris exactement appliquée contre la surface postérieure de la cornée. L'humeur aqueuse de son côté sécrétée en arrière de l'iris, ne pouvant par cela même arriver dans la chambre, soit par l'ouverture pupillaire, soit par les interstices du ligament irien, tend à s'accumuler à la périphérie de cette membrane, à la projeter en avant.

L'action constrictive exercée par le sphincter pupillaire par l'ésérine, serait-elle assez puissante pour compenser l'action mécanique, résultant de la pression intra-oculaire et de la poussée de l'humeur aqueuse? C'est difficile à comprendre, et les faits ne donnent pas raison à cette manière de voir.

Nous savons d'abord que les myotiques comme les mydriatiques, n'ont d'influence sur le sphincter pupillaire, que lorsque le voile irien est baigné dans l'humeur aqueuse. Que l'on fasse une ponction à un œil, dont la pupille a été dilatée ou contractée, immédiatement après l'issue de l'humeur, celle-ci reprendra son diamètre normal.

Or en instillant l'ésérine après l'opération, alors qu'il n'y a plus de chambre antérieure, on ne peut prétendre qu'elle exerce dans ces conditions, aucune action sur le sphincter pupillaire, ce qui d'ailleurs est surabondamment démontré par l'expérience directe, si chacun la veut faire. Ce n'est que plus tard que l'ésérine conservée dans le cul-de-sac conjonctival agira, alors qu'une coaptation suffisante des lèvres de la plaie et la régénération de l'humeur aqueuse, auront permis la réfection de la chambre, mais c'est précisément à ce moment, on le comprend, que tout danger de prolapsus aura disparu, puisque la plaie aura résisté à la pression qui s'exerce sur elle.

L'observation clinique ne fait que confirmer ce qui d'ailleurs était à prévoir. Un grand nombre d'opérations par extraction simple, ou l'ésérine fut alternativement employée, nous ont démontré que les hernies de l'iris n'étaient ni plus ni moins fréquentes qu'avec ou sans son emploi. Nous pouvons même ajouter, que sans avoir aucun effet local sur la pupille immédiatement après l'opération de la cataracte, elle peut dans quelques cas donner lieu, à des accidents éminemment propres à produire précisément ce qu'on cherche à éviter. Nous voulons parler des nausées et des vomissements que son instillation a déterminés, chez un certain nombre de nos malades pendant plusieurs heures après l'opération. Nous n'avons pas connaissance que ces faits aient été signalés. Mais il nous paraît impossible, qu'ils n'aient pas été observés par ceux qui, comme nous, ont fait un usage fréquent de l'ésérine ; l'idée devait nous venir, que peut-être les attouchements pratiqués pour repousser l'iris dans la chambre pouvaient être incriminés. Mais nous avions observé, que précisément dans les cas où cet accident s'était produit, aucune manœuvre de ce genre n'avait été nécessaire. Faut-il accuser l'impureté du produit? contenait-il des substances telles que la calabarine, ayant une action spécialement tétanisante? Nous ne pouvons affirmer qu'une chose, c'est que l'ésérine employée par nous était prise dans les maisons recommandées pour la pureté de leurs produits, et qui fournissent habituellement les cliniques de Paris. Nous persistons donc à croire, qu'un certain nombre de sujets sont particulièrement sensibles à cette substance, qui alors peut avoir les effets les plus nuisibles.

Au point où nous en sommes maintenant arrivés, il nous paraît désormais acquis :

1° Que les dangers du grand lambeau nécessaire à l'extraction simple, quoique bien diminués ne sont pas entièrement conjurés par l'antisepsie oculaire ;

2° Que la fréquence du prolapsus irien consécutif dans ce procédé d'extraction, n'a nullement été influencée par l'emploi de l'ésérine.

C. — Les partisans de l'extraction simple invoquent contre l'extraction à lambeau combiné :

1° La fréquence plus grande des inflammations de la membrane irienne après cette opération ;

2° L'enclavement de la capsule et des angles du sphincter dans les lèvres de la plaie ;

3° Une mutilation inutile et un résultat visuel moins parfait;

1° Quelle est la source la plus commune des inflammations

iriennes et irido-choroïdiennes après l'opération de la cataracte ?

En dehors des froissements, des contusions, que doit subir l'iris par le fait du passage de la lentille, l'irritation, l'inflammation de cette membrane provient pour la majeure partie, de celle du sac capsulaire ; l'atrésie pupillaire consécutive n'est pas autre chose que la rétraction ultime, cicatricielle de la capsule, entrainant l'iris avec lequel dans ces conditions, elle est intimement unie. Ceci revient donc à rechercher les causes de cette inflammation capsulaire. Un fait d'observation qui s'impose à tout esprit attentif, c'est qu'elle se produit surtout dans les cas de cataractes incomplètement mûres au moment de l'opération. Il est remarquable de voir combien les débris cristalliniens et capsulaires non évacués et appartenant à une cataracte arrivée à complète maturité, peuvent être supportés et livrés à la résorption sans déterminer la moindre réaction inflammatoire. Il n'en est point de même lorsque la cataracte a été opérée, les couches corticales sous-capsulaires étant encore incomplètement prises ; alors même qu'un nettoyage parfait a pu être pratiqué, on voit se développer ces inflammations précoces et souvent *tardives* qui sont bien connues aujourd'hui. Quand nous disons que ces faits sont bien connus aujourd'hui, ils l'étaient aussi de nos anciens, qui les avaient certainement rapportés à leur véritable cause, en érigeant en principe le précepte de ne pas opérer des cataractes non mûres. En définitive il n'est pas douteux que les capsules des cataractes non mûres, sont douées de propriétés irritatives particulières, et que les accidents qu'elles provoquent alors, *sont en tout semblables à ceux que nous observons dans les cas de cataractes traumatiques.*

De pareils accidents ne sont pas à mettre à la charge d'un procédé particulier, ils en sont tous passibles, l'extraction simple comme l'extraction combinée, et si ce dernier en a été principalement accusé, cela vient de ce qu'il a été employé plus fréquemment que les autres à l'extraction des cataractes non mûres.

N'a-t-on pas proclamé souvent comme un de ses avantages principaux, celui de pouvoir évacuer plus complètement les masses cristalliniennes et de permettre ainsi des opérations prématurées ? Comment s'étonner alors qu'on ait signalé des inflammations plus fréquentes par son emploi ? En réalité ce n'est point la méthode qu'il fallait accuser, mais la nature même des cataractes auquel on l'appliquait. Les accidents que nous venons de signaler appartiennent aussi bien à l'extraction simple, quand on l'utilise dans les mêmes conditions.

2° Les enclavements capsulaires sont une arme dont on s'est trop servi contre l'extraction combinée. Ils ne sont à craindre, que dans les mêmes cas où l'inflammation du sac capsulaire est elle-même à redouter. La rétraction cicatricielle que subit la capsule, qu'elle ait un point d'appui sur la plaie ou sur tout autre point ou elle est adhérente, manifestera toujours ses effets dans des conditions, ni plus ni moins périlleuses pour l'œil affecté. Nous dirons même que cette circonstance serait plus favorable, en ce sens que la bride peut être ici atteinte et sectionnée, tandis que nous n'avons aucune action sur les brides qui ont une insertion plus éloignée.

Quant à l'enclavement de l'iris dans les angles de la plaie, nous ne pensons pas qu'on puisse affirmer qu'il soit suivi de conséquences plus nuisibles, d'accidents plus sérieux qu'un prolapsus après l'extraction simple. Nous estimons d'ailleurs, que ce n'est là qu'un accident qui n'arrivera que très rarement à tout opérateur avisé, et cette réflexion pourrait s'appliquer à l'enclavement capsulaire.

Chaque opérateur a des ressources qui lui sont propres, et on ne doit pas mettre sur le compte d'une méthode, un accident fréquent entre les mains de certains et très rare en d'autres.

3° Nous ne nierons pas que la mutilation de l'iris et la légère diminution de l'acuité visuelle qui en est la conséquence, ne soient à mettre au passif de l'extraction combinée. Mais les avantages qui résultent au point de vue de l'issue de la lentille, dont l'équateur vient se présenter au canal de la plaie, après une très facile inclinaison, comme à celui du nettoyage plus complet, en compensent largement les inconvénients.

Nous ne prétendons pas soutenir l'action antiphlogistique préventive de l'iridectomie comme naguère ceux qui la décrient aujourd'hui. Nous l'employons parce qu'elle est indispensable à l'issue de la lentille, avec une forme de lambeau, qui a sur le grand lambeau nécessaire à l'extraction simple, une supériorité que nous avons démontrée.

Nous conclurons :

Le retour à l'extraction simple ne peut encore actuellement se justifier, par la disparition des accidents inhérents à la méthode.

Si dans toute opération de cataracte, le but à atteindre avant tout, est de franchir avec le plus de sécurité possible, les différentes phases qui conduisent à la guérison définitive, la méthode à petit lambeau combiné devra être préférée, quoique donnant un résultat visuel moins parfait.

Elle seule peut s'appliquer à la généralité des cataractes séniles, dans l'impossibilité où nous sommes de discerner exactement les cas, où l'extraction simple pourrait être plus spécialement indiquée, et les complications ordinaires peu à craindre.

Rouen. — Mᵐᵉ Léon Deshays, imprimeur de plusieurs Sociétés savantes.